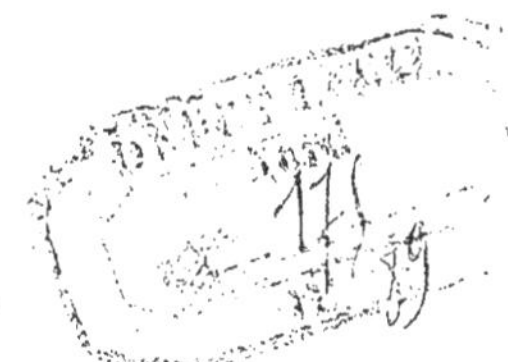

DE

LA DYSTOCIE

HISTORIQUE ET CLASSIFICATION

PAR LE Dr G. EUSTACHE,
Professeur de Clinique obstétricale.

I. — Au livre premier de son *Traité des maladies des femmes* (§ 77), HIPPOCRATE parle des cas où l'accouchement est difficile, et il emploie le verbe δυστόκευώ (δυς difficile, τοκευω accoucher) pour désigner ces cas. Il est des circonstances, dit-il, où la femme accouche naturellement, εὐτόκευει (εὐ, bien) ; il en est d'autres où elle accouche difficilement, δύστοκε ει ; il est enfin des médicaments qui précipitent la marche de l'accouchement et qui sont ὠκυτόκιοι, ocytociques. Hippocrate est donc le père incontesté des mots *Eutocie*, *Dystocie* et *Ocytocie*, que l'on trouve à chaque pas dans les livres d'obstétrique moderne, et dont le second surtout est devenu d'un emploi absolument journalier, dans la littérature française du moins.

Il vous paraîtra intéressant de connaître l'histoire de ce mot que nous prononçons à tout instant : cela nous reposera au moment de l'étude ininterrompue des faits, qui doit former la seule base de notre éducation obstétricale.

II. — Le mot *dystocie* qui découle tout naturellement du verbe hippocratique δυστοκευειυ, n'a pas eu pendant très long-

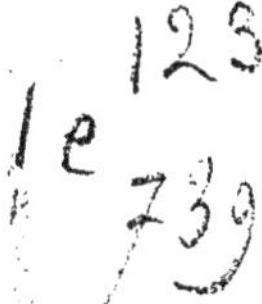

temps un grand succès. C'est à peine si on le trouve dans les ouvrages tant français qu'étrangers qui ont paru avant la moitié du XVIIIe siècle, sous la forme latine de *dystochia.* La plupart des dictionnaires de médecine, parus avant 1812, n'en font pas même mention. De loin en loin, à Strasbourg surtout et aussi en Allemagne (Francfort, Erfürth), on trouve des dissertations inaugurales intitulées *De* δυστοκια : telles sont, par exemple, celles de Papelier en 1684, de Zieger en 1720, de Goelich en 1732.

Pourtant, dès 1769, le mot dystocie avait reçu une signification et une ampliation qui sont le point de départ de sa fortune actuelle. Il la doit à Boissier de SAUVAGES, professeur à la Faculté de médecine de Montpellier, « le premier et le plus célèbre des nosologistes » comme l'appelle Dezcimeris. Dans ce magnifique répertoire de toutes les maladies décrites jusqu'alors, et qui a nom *Nosologie méthodique,* Sauvages établit diverses classes d'affections parmi lesquelles celle qui nous intéresse ici est la septième, les *Douleurs*, qu'il divise en 5 ordres, suivant le lieu de leur siège.

Le quatrième ordre, celui *des douleurs du bas-ventre*, comprend, singulier assemblage en réalité à notre point de vue moderne, la *cardialgie,* la *gastrodynie*, la *colique*, l'*hépatalgie*, la *splénalgie*, la *néphralgie*, l'*hystéralgie* et la *dystocie.* Dystocie, pour notre auteur, signifie *accouchement laborieux.*

Peu nous importe, en réalité, de savoir que Sauvages attribuait la dystocte à l'écoulement des humeurs, que SAGAR, son élève et son commentateur (1775) la rapportait aux suppressions abdominales, que BAUMES (1801) en faisait une question de suroxygénèse : toujours est-il que la signification large et étendue de la dystocie, comprenant tous les cas d'accouchements laborieux, difficiles, hors ou contre nature, était créée. Du reste, l'article de Sauvages est suffisamment explicite à ce point de vue ; et, si les subdivisions qu'il admet dans l'étude de la dystocie sont surannées et empruntées à MAURICEAU, qui écrivait un siècle avant (1668), il n'en est pas moins vrai qu'elles englobent tous les cas que l'on décrit aujourd'hui sous ce nom générique.

Ainsi le comprirent les accoucheurs du commencement du XIXe siècle, et notamment DÉSORMEAUX.

Dans le Tome VII du *Dictionnaire de médecine* en 21 volumes paru en 1823, Désormeaux consacre un long article à la Dystocie, et donne d'emblée à cette expression une extension considérable. « Je rassemble sous cette expression, dit-il, tous les cas dans lesquels la fonction de l'accouchement ne peut s'exécuter par les seules forces de la nature, ou ne s'exécute qu'avec beaucoup de peines et de dangers, soit que des obstacles plus ou moins insurmontables empêchent la sortie du produit de la conception, soit que des accidents viennent compromettre l'existence de la mère et de l'enfant, avant que la matrice ait pu se délivrer de son fardeau. » — C'est à peu près à la même époque que Fr. C. NAGELÉ, de Heildelberg, adopta aussi le mot de dystocie, et créa ou plutôt rajeunit celui d'*eutocie* pour indiquer l'accouchement spontané.

Dès 1828, VELPEAU, dans son excellent *Traité élémentaire de l'art des accouchements*, adopta la terminologie mise en honneur par Désormeaux et par Nagelé, et divisa son ouvrage en deux parties distinctes : l'*eutocie* ou étude de l'accouchement spontané, et la *dystocie*. « Longtemps, dit-il, on a désigné les accouchements non naturels par l'épithète de contre-nature ou de laborieux : mais l'acception distincte qu'on donne à chacune de ces deux qualifications étant tout-à-fait arbitraire, il en est résulté trop de confusion dans les auteurs qui les ont adoptées, pour qu'on ne cherche pas à les remplacer par d'autres. Le nom de dystocie, employé par Hippocrate, Sauvages, Désormeaux, exprimant l'ensemble des cas qui exigent les secours de l'art, me paraît plus convenable et sera sans doute préféré un jour comme terme générique. »

Le jour prévu par Velpeau n'a pas tardé à paraître. Depuis la publication de son ouvrage, les divers Dictionnaires de médecine parus successivement ont tous consacré un long article à la Dystocie, terme générique, en ne différant que par l'extension plus ou moins grande qu'il convient de donner à cette appellation, et par la classification à apporter dans les divers cas : nous y reviendrons tout à l'heure.

Parmi ces articles de Dictionnaire, je vous signalerai celui du professeur STOLTZ, dans le *Dictionnaire de médecine et de chirurgie pratique*, de Jaccoud (1870), et celui de M. BOUCHACOURT, dans le *Dictionnaire encyclopédique des Sciences médicales*, de Dechambre (1885).

Les traités didactiques ont imité cet exemple, en France notamment : je citerai ceux de JOULIN (1867), de CHARPENTIER (1885) et enfin celui de M. TARNIER, dont le troisième volume, celui qui doit précisément traiter de la Dystocie, est attendu si impatiemment depuis plusieurs années.

Je viens de vous montrer l'historique du terme *dystocie*, nous allons étudier maintenant la signification exacte qu'il convient de donner à cette expression, et la classification des divers cas qu'elle embrasse.

III. — Nous ne devons pas oublier la formation étymologique du mot que nous avons à définir : il vient du terme grec τόκος, qui signifie accouchement, c'est-à-dire expulsion du produit de la conception, et par conséquent nous ne devons pas faire rentrer dans la dystocie tout ce qui n'a pas trait à l'accouchement proprement dit.

A ce titre, les accidents ou maladies qui surviennent chez la femme enceinte ou chez la femme en couches ne sauraient être englobés que d'une façon abusive dans la Dystocie, ainsi que l'ont fait quelques auteurs, trop portés à généraliser l'acception du mot nouveau.

La génération chez la femme comprend trois périodes bien distinctes, la grossesse, l'accouchement et la puerpéralité ; le mot dystocie ne s'applique qu'à la seconde de ces périodes, l'accouchement.

Quand les deux autres sont troublées pour une raison quelconque dans leur marche normale, elles constituent des états pathologiques à part, qui méritent une description et une catégorisation particulières. On les décrit sous le nom de *Pathologie de la grossesse*, *Pathologie des suites de couches*. Sans doute, la première de ces pathologies prépare et amène souvent la dystocie, mais elle n'est pas une cause directe : elle n'est qu'une cause éloignée, contingente et, à ce titre, mérite d'en être distinguée et séparée.

Limitée à l'acte même de l'accouchement, quels sont les cas qui sont du domaine de la Dystocie ?

Sauvages ne comprenait sous le nom de dystocie que les accouchements rendus difficiles par un obstacle venant de la mère ou du fœtus. Désormeaux, au contraire, ainsi que je vous l'ai montré par la citation ci-dessus, y rangeait tous les cas où l'accouchement ne marchait pas favorablement et comme d'habitude, quelle qu'en fut la cause. Ces deux significations, l'une restreinte, l'autre extensive, ont eu successivement leurs adeptes.

Dugès, dans le Dictionnaire en 15 volumes (1831), partage l'opinion de Sauvages ; il a eu des imitateurs et, tout récemment encore, Robert et Faucourt-Barnes, dans leur excellent *System of obstetric medicine and surgery* (1885) qui vient d'être traduit en français, limitent l'acception du mot Dystocie aux cas où le travail est arrêté ou empêché par un obstacle quelconque, quand il y a *obstruction*.

Tel n'a pas été l'avis de la plupart des accoucheurs qui, à l'exemple de Désormeaux et Nagelé, ont désigné, sous le nom de Dystocie, tous les cas où, pour une raison quelconque, l'accouchement était troublé dans sa marche normale.

Je vous citais l'opinion de Velpeau : je pourrais y joindre celles de Stoltz, de Joulin qui y comprend même l'avortement, l'accouchement prématuré et la pathologie du fœtus *in utero*, et de presque tous les auteurs contemporains tant en France qu'à l'étranger.

Pour nous également, la dystocie comprend l'ensemble des

cas où l'accouchement est rendu difficile, impossible ou dangereux pour la mère et pour l'enfant, et qui nécessitent une intervention plus ou moins active. La Dystocie est, comme le dit Charpentier, la *Pathologie de l'accouchement.*

IV. — Prise dans ce sens extensif, la Dystocie réclame une classification méthodique pour l'exposition des divers cas qui peuvent se présenter à l'observation, en même temps que pour bien apprécier l'intervention nécessaire dans chaque circonstance.

Quelques mots d'historique sur cette question ne peuvent manquer de nous intéresser.

a. Quand on veut faire l'histoire de l'obstétrique, il est presque puéril de remonter au delà de la seconde moitié du XVIIe siècle, avant l'apparition du *Traité des maladies des femmes grosses et de celles qui sont accouchées*, de François MAURICEAU (1668). C'est, en effet, Mauriceau qui peut et doit être considéré comme le fondateur de l'obstétrique véritablement scientifique, exclusivement basée sur la clinique et l'observation. Mais Mauriceau n'a pas tenté de classification à proprement parler. Dans une série de chapitres, très instructifs à lire encore aujourd'hui, il énumère les divers cas qu'il a observés dans sa pratique et les moyens qui lui ont semblé les meilleurs pour y remédier. Il distingue toutefois les difficultés à l'accouchement comme pouvant avoir 3 origines : 1° la mère ; 2° l'enfant ; 3° tous les deux à la fois.

Les successeurs de Mauriceau n'apportèrent pas plus de méthode dans l'exposition de leurs connaissances, se contentant de distinguer tant bien que mal les accouchements en *naturels*, *non naturels*, *difficiles*, *laborieux*, *contre nature* (quand il y avait une présentation autre que celle du sommet), ou bien encore *ennuyeux* (SMELLIE). LEVRET lui-même, le grand Levret, ne fait pas autrement.

b. Vers la fin du XVIIIe siècle, tous les esprits étaient tournés vers les classifications, grâce aux publications de Tournefort et de Linné. L'obstétrique ne pouvait manquer de prendre part à ce mouvement, et ce fut un jeune médecin. SOLAYRÈS de Renhac, qui en donna le signal dans sa thèse d'agrégation (1772), qu'il ne pût pas du reste soutenir, car il mourut peu de temps après. Solayrès établit sa classification sur l'*analyse* qui lui permit ainsi de se rendre un compte exact des obstacles qui s'opposent à la parturition et des moyens propres à y remédier. Il divise les accouchements en trois classes :

1° *Accouchements naturels*, se terminant par les seuls efforts naturels ;

2° Accouchements qui réclament, pour se terminer, la *main* de l'accoucheur ;

3° Accouchements qui ne peuvent se terminer que par le secours d'un *instrument*.

Les subdivisions de ces deux dernières classes ne comprennent pas moins de 8 ordres et de 44 genres : c'était pousser un peu loin les bienfaits de l'analyse. Mais enfin, au lieu de se contenter, comme l'avaient fait les anciens, d'une simple énumération au hasard de la pratique, ou bien de diviser les accouchements difficiles suivant la mode de présentation du fœtus ou sur la difficulté plus ou moins grande de son expulsion, Solayrès avait imaginé une nouvelle base de classification, plus pratique et plus utile : la *nature des moyens à employer pour terminer le travail.*

Elle fut adoptée par BAUDELOCQUE dans son *Art. des accouchements* (1796) : les accouchements que la main seule peut terminer étant appelés *contre-nature*, ceux qui exigent le secours d'un instrument désignés sous le nom de *laborieux*. Par un excès de la méthode analytique, les subdivisions furent encore augmentées : c'est ainsi que les premiers ne comprenaient pas moins de 92 espèces, et les seconds 7 chapitres et 23 articles. Il serait trop long, en réalité, de vous reproduire la classification de Baudelocque, que tous les accoucheurs qui l'ont suivi ont travaillé à simplifier.

CLASSIFICATION DE LA DYSTOCIE (*Tableau synoptique*).

I. DYSTOCIE ESSENTIELLE (Accouchements difficiles ou impossibles — *Obstacles*).	**1° Dynamique.**	— MATERNELLE		Faiblesse des contractions (*inertie* utérine). Exagération des contractions. Perversion des contractions (*tétanos* utérin).
	2° Statique.	MATERNELLE.	*a.* Bassin	Vices de conformation (rétrécissements et obliquités anormales). Tumeurs abdomino-pelviennes.
			b. Utérus	Vices de conformation. Obliquités anormales. Tumeurs. Oblitération du col. Résistance ou rigidité du col: anatomique, spasmodique, pathologique.
			c. Vagin	Vices de conformation congénitaux et accidentels. Tumeurs (*thrombus*).
			d. Périnée et vulve.	Vices de conformation et tumeurs. Résistance et étroitesse.
		FŒTALE	*a.* Fœtus	Excès de volume normal et pathologique. Monstruosités simples et doubles. Présentations et positions vicieuses. Irrégularités dans le mécanisme normal de l'accouchement (toutes les présentations et positions). Procidence des membres. Adhérence du fœtus.
			b. Annexes	Brièveté du cordon (congénitale ou acquise). Adhérences du placenta et des membranes.
II. DYSTOCIE ACCIDENTELLE (Accouchements dangereux et compliqués — *Accidents*).	**1° Travail**	*a.* MATERNELLE		Hémorrhagies. Eclampsie. Ruptures (utérus, vagin, périnée). Maladies diverses (datant de la grossesse ou survenues pendant le travail).
		b. FŒTALE		Procidence du cordon. Décollement prématuré du placenta (*insertion vicieuse*). Mort du fœtus.
	2° Délivrance	*a.* MATERNELLE		Hémorrhagies (*inertie utérine*). Inversion de l'utérus.
		b. FŒTALE		Rupture du cordon. Rétention partielle ou totale du placenta et des membranes.

Gardien (1807) qui aspira inutilement à succéder à Baudelocque dans sa chaire d'accouchements de la Faculté de Paris, avait déjà réduit ces subdivisions et dressé un tableau synoptique reproduisant la classification de Solayrès, mais limitant le nombre des genres et des espèces à 20.

Maygrier, Moreau, Capuron et quelques autres encore, tant en France qu'à l'étranger, conservèrent encore la classification Solayrès-Baudelocque. Voici, pour mémoire, le tableau dressé par Capuron :

ACCOUCHEMENT NON NATUREL.	1° Manuel.....	1° Où il suffit de dégager les pieds. 2° Où il faut retourner l'enfant.
	2° Mécanique..	1° Instruments mousses (lacs, levier, forceps). 2° Instruments tranchants (embryotomie, opération césarienne, symphiséotomie).

Mme Lachapelle (1769-1822), la célèbre sage-femme de la Maternité de Paris, qui a tant fait pour la simplification de l'obstétrique normale, n'a que peu ou point abordé, dans sa *Pratique des accouchements*, la classification des cas de dystocie, mot qu'elle n'emploie pas du reste. Elle s'est contentée, dans une série de Mémoires, de rapporter les résultats de sa vaste et sagace observation.

c. A la mort de Baudelocque (1811), un concours eut lieu pour son remplacement à la chaire d'accouchements de la Faculté de médecine de Paris, ce fut Désormeaux qui l'emporta.

La nomination de celui-ci porta un grand coup aux idées de son prédécesseur, qui furent réformées sur un grand nombre de points, et notamment, ce qui nous intéresse ici, en ce qui concerne la classification des accouchements laborieux, ou mieux de la dystocie, mot que Désormeaux, avons-nous dit déjà, avait emprunté à Sauvages et qu'il avait entièrement rajeuni.

Solayrès et Baudelocque avaient classé les accouchements d'après le mode de terminaison; Désormeaux observe avec raison que ce principe est vicieux. En effet, on est obligé de considérer les obstacles que l'on rencontre, les accidents qui surviennent comme *causes* de telle classe, de tel ordre ou de tel genre d'accouchements ; et, comme la même cause peut, suivant son intensité, suivant l'état plus ou moins avancé de l'accouchement et suivant d'autres considérations, exiger un mode d'intervention, un procédé différent, il s'ensuit qu'en traitant de chaque classe, ordre ou genre, qui est basé sur un procédé particulier, il faut renouveler l'exposé de ces différentes causes.

De là des répétitions incessantes qui rendent la lecture de la plupart des Traités anciens d'accouchements si fastidieuse pour nous.

Mais ce n'est là que le moindre inconvénient, ajoute Désormeaux : la méthode ancienne en a un autre encore plus grave : c'est de présenter, relativement aux indications qu'exigent ces accidents ou ces obstacles, des préceptes isolés, et de ne pas permettre d'établir les considérations relatives qui doivent influer sur le procédé à mettre en usage suivant les circonstances de tel ou tel cas.

Il me serait facile de vous citer un grand nombre d'exemples où la justesse des observations précédentes est péremptoirement démontrée ; mais ce serait se donner le malin plaisir d'enfoncer une porte ouverte.

Si le mode de terminaison ne peut pas servir à construire une bonne classification de la Dystocie pour les raisons ci-dessus indiquées, il n'en est pas de même de la *notion de cause*, et c'est, en effet, une *classification étiologique* que Désormeaux a dressée et qui est admise depuis par presque tous les auteurs contemporains français, avec des variantes dans les détails.

Je ne vous parlerai, en effet, que des ouvrages didactiques français, car j'estime notre littérature obstétricale assez riche, du moins au point de vue des idées générales, sans avoir besoin de recourir aux ouvrages étrangers, sauf en ce qui concerne les points de détail.

Un accouchement peut dévier de sa marche normale et devenir *contre-nature*, comme disaient les anciens, *dystocique* comme nous disons aujourd'hui, de deux manières différentes :

1° Ou bien le travail est long outre mesure, difficile ou impossible parce qu'il est entravé par des causes qui rendent les efforts de la nature insuffisants, ou tout à fait vains ;

2° Ou bien, les conditions d'un travail facile et spontané existant, il survient des accidents qui exigent l'intervention de l'art, parce qu'ils pourraient nuire à la santé ou compromettre l'existence de la mère ou de l'enfant, ou des deux à la fois.

D'où les deux classes de dystocie admises par Désormeaux : la première est *essentielle* ou *préexistante*, la seconde est *accidentelle*.

Cette classification étiologique a été suivie par Velpeau, par Dubois, par Stoltz, par Cazeaux, etc. : c'est celle que nous admettons aussi et que nous développons dans notre cours. Mais avant de vous exposer le tableau synoptique que nous avons dressé parallèlement à ce qui est fait dans la plupart des ouvrages, je dois vous dire un mot du plan adopté dans quelques-uns des traités que vous pouvez avoir sous la main.

d. L'ouvrage de Velpeau, malgré ses qualités supérieures, est presque inconnu de la génération actuelle : aussi ne vous en parlerai-je pas. Je pourrai presque en dire autant de celui de Jacquemier. Vous ne possédez guère aujourd'hui, dans vos bibliothèques, que les traités de Cazeaux, de Joulin, de Nagelé, et Grenser (trad. Aubenas), de Charpentier et enfin celui de Tarnier, encore incomplet.

Prenons d'abord celui de Joulin. L'auteur, un des esprits les plus lucides de notre époque et que la mort est venu faucher de trop bonne heure, prend également la *notion de cause* comme base de sa classification de la Dystocie. Mais au lieu d'envisager, avec Désormeaux, Paul Dubois, etc., la *nature* de la cause qui amène la dystocie, il considère le *sujet* qui est le point de départ de la cause. Or, ce sujet est tantôt la mère, tantôt le fœtus, d'où deux ordres de dystocie : la *Dystocie maternelle*, la *Dystocie fœtale*.

Dugès, 35 ans auparavant (in *Dictionnaire de médecine et de chirurgie pratiques* en 15 volumes, 1831), avait également divisé la dystocie en maternelle et fœtale, en y joignant même une 3e classe, qu'il appelait la dystocie *utéro-fœtale*.

Charpentier, dans son *Traité pratique d'accouchements* (1885), adopte la classification de Joulin, qu'il modifie toutefois dans certains détails.

La considération du *sujet* comme cause de dystocie est incontestablement très bonne, très facile à retenir, et on comprend le succès qu'a eu et qu'a encore cette classification. Mais, à mon point de vue, elle est incomplète, car elle ne laisse de prime abord rien à l'esprit touchant le diagnostic, le pronostic et le traitement, points importants dans la classification d'une science qui est sans cesse appliquée, tellement qu'on la désigne aussi souvent sous le nom d'*art* des accouchements.

Au contraire, la notion de la *nature* de la cause, avec les subdivisions qu'elle comporte, est en réalité plus compréhensive à ces divers points de vue et mérite certainement la préférence.

Cazeaux, dont l'ouvrage revu et annoté par M. le professeur Tarnier est encore classique, n'emploie que bien rarement le mot de dystocie ; mais le mot ne fait rien à la chose. Il classe les accouchements qu'il appelle *difficiles*, *impossibles* ou *dangereux*, d'après la nature de la cause qui les engendre, et il établit les trois divisions suivantes :

1° Accouchements rendus difficiles, impossibles ou dangereux par l'impuissance ou l'excès d'énergie des contractions utérines.

2° Accouchements rendus difficiles, impossibles ou dangereux par des obstacles qui s'opposent à l'expulsion facile du fœtus.

3° Accouchements compliqués d'accidents assez graves pour compromettre la vie ou la santé de la mère et de l'enfant.

C'est, en somme, la division de Désormeaux avec dédoublement de la dystocie, dite essentielle, car, en fin de compte, les contractions utérines forment un des facteurs de l'accouchement, au même titre que les conditions statiques des autres parties maternelles ; elles ne doivent entrer en ligne de compte que d'une façon secondaire pour l'édification des grandes divisions.

Il me semble donc rationnel d'en revenir aux deux seules grandes divisions de Désormeaux, les *obstacles* d'un côté ou *dystocie essentielle*, les *accidents* de l'autre ou *dystocie accidentelle*.

Fr. C. Nagelé, le chef de l'école obstétricale allemande, a dressé, presque en même temps que Désormeaux, une classification des Dystocies qui lui est sensiblement pareille, avec une différence de terminologie. Voici la classification de Nœgelé :

1re classe. — Dystocies provenant de la difficulté ou de l'impossibilité de l'accouchement par les seules forces de la nature : il les désigne sous le nom de *mogostocie* ou de *dysponotocie*. Il y a une mogostocie *dynamique*, une *pelvienne*, une des *parties molles de la mère*, et plusieurs d'origine *fœtale*.

2e classe. — Dystocies sans obstacles à la marche du travail. Ce sont les *dysaponotocies*, qui comprennent l'*ocytocie* et les dystocies *par complication*.

— Comme vous le voyez par cet exposé, les classifications de la dystocie, que vous trouvez dans presque tous les traités d'accouchements et qu'on ne peut manquer de développer au début d'un cours dogmatique et même clinique, reposent toutes aujourd'hui sur la notion de cause, prenant tantôt pour point de départ le *sujet* de la cause, tantôt la *nature* de celle-ci.

Je vous ai indiqué quelques-unes des raisons qui me semblent devoir faire préférer cette dernière notion à la première : c'est donc sur ces bases que j'ai dressé le tableau synoptique qui précède, qui me sert déjà depuis plusieurs années pour l'exposé de la Dystocie.

Je ne crois pas qu'il soit nécessaire d'insister davantage sur les subdivisions que renferme ce tableau : vous les comprendrez facilement à la lecture, et vous verrez qu'on peut y faire rentrer méthodiquement tous les cas.

Lille Imp. L. Danel.

www.ingramcontent.com/pod-product-compliance
Ingram Content Group UK Ltd.
Pitfield, Milton Keynes, MK11 3LW, UK
UKHW020501220726
13923UKWH00006B/2686